LA VÉRITÉ

SUR

L'EAU DE MÉLISSE

DES CARMES

du grand Couvent de la place Maubert

PAR

PROSPER DUMONT,

Propriétaire de la charte authentique
contenant la véritable recette de l'Eau des Carmes.

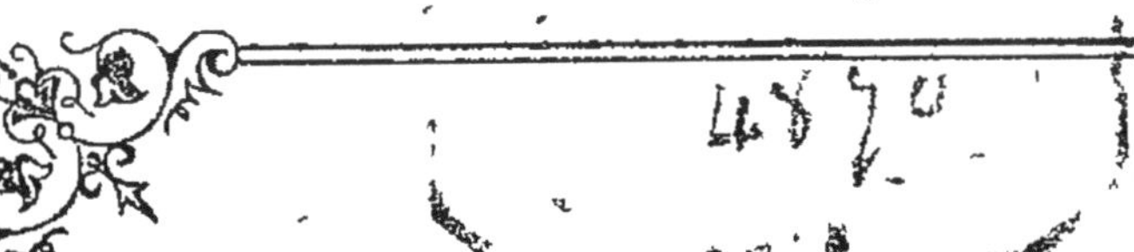

PARIS

CHEZ L'AUTEUR, BOULEVARD DE SÉBASTOPOL, 2

ET CHEZ TOUS LES LIBRAIRES.

1864

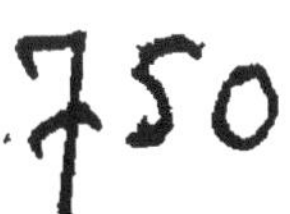

LA VÉRITÉ

SUR

L'EAU DE MÉLISSE

DES CARMES

du grand Couvent de la place Maubert.

PARIS.—IMPRIMÉ CHEZ BONAVENTURE ET DUCESSOIS
55, QUAI DES AUGUSTINS.

LA VÉRITÉ

SUR

L'EAU DE MÉLISSE

DES CARMES

du grand Couvent de la place Maubert

PAR

PROSPER DUMONT,

Propriétaire de la charte authentique,
contenant la véritable Recette de l'Eau des Carmes.

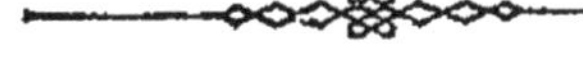

PARIS

CHEZ L'AUTEUR, BOULEVARD DE SÉBASTOPOL, 2

ET CHEZ TOUS LES LIBRAIRES.

1864

AVANT-PROPOS

On a beaucoup écrit sur l'Eau de mélisse des Carmes, surtout dans ces derniers temps. Les uns n'ont cherché qu'à entourer son origine de toutes les fantaisies de la légende; d'autres, faussant le récit des faits pour plier le témoignage de l'histoire au gré de leurs intérêts, ont voulu doter les derniers survivants d'un seul couvent du secret qui appartenait à l'ordre entier; la science, planant dans des régions plus élevées, s'est bornée à constater la propriété du merveilleux cordial et à inscrire dans les pharmacopées des formules dont le mérite, elle le reconnaît, n'égale pas celui de la recette des anciens pères. L'histoire VRAIE de l'Eau de mélisse des Carmes restait à faire; nous avons entrepris de la résumer et de combattre, dans un opuscule où chaque assertion s'appuiera de preuves authentiques, des erreurs volontairement propagées dans un but que cachent mal les grands mots de dévouement et de devoir accompli.

C'est une œuvre de bonne foi et de vérité que nous offrons au lecteur ; qu'il nous pardonne s'il n'y trouve pas l'habileté de disposition et l'élégance de style que comporte le sujet : voué aux travaux du laboratoire, nous n'avons pu acquérir les qualités qui constituent l'écrivain. A défaut de ces titres, nous avons des lettres de créance plus précieuses à lui présenter, ce sont : une partie de l'ancien cartulaire du couvent des Carmes de la place Maubert, la charte écrite et signée en 1715 de la main du frère Joachim de Saint-Jacques, profès de la province de France, avec permission du très-révérend père Tiburce, prieur du grand couvent, contenant la recette du fameux élixir qui valait à l'ordre la meilleure partie de sa popularité et dont le couvent lui avait confié alors la préparation. L'authenticité de ces pièces a été reconnue et certifiée par de savants paléographes, des professeurs de l'École des chartes et des archivistes ; elles prouvent notre droit de donner à l'élixir, dont notre maison possède le secret, le nom d'Eau de mélisse des Carmes du couvent de la place Maubert et sont le témoignage le plus irrécusable des assertions contenues dans cette notice.

1

L'ordre des Carmes. — Histoire de l'Eau de Mélisse
des Carmes de la place Maubert.

En 1252, saint Louis, au retour de la cinquième croisade, ramena avec lui des moines dont le costume étrange excitait vivement l'émotion populaire. Vêtus d'une longue robe blanche; un capuchon en forme de bonnet phrygien, orné de franges et de bandelettes, couvrait leur tête; ils marchaient majestueusement drapés, à la manière arabe, d'un bournous en étoffe orientale à raies blanches et noires; n'était la croix, signe de la rédemption, on les eût plutôt pris pour ces Sarrasins qu'on venait de combattre que pour des religieux chrétiens. Ils avaient, disait-on, toujours suivi le roi pendant la croisade et possédaient de merveilleux secrets en médecine. C'était pour récompenser les services rendus à l'armée chrétienne et leur dévouement durant la peste que le saint roi les ramenait en France.

Saint Louis les établit près des Célestins, dans un couvent qu'ils mirent sous l'invocation de la Vierge, mère du Christ, leur sainte patronne, et qui fut richement doté par la piété royale. Le peuple leur donnale nom de *Barrés*, à cause de la disposition des raies de leurs habits; ce nom s'étendit au quartier qu'ils habitaient : il y eut la porte des *Barrés* et la rue des *Barrés*, qui existe encore aujourd'hui sous le nom de rue des *Barres*. Le couvent prit le nom de l'*Ave Maria;* son emplacement est maintenant occupé par une caserne.

Ces nouveaux venus ne furent pas bien accueillis par les anciens ordres. Leur costume choquait les habitudes, et on regardait comme peu orthodoxes leur origine et leurs pratiques.

C'était l'époque des querelles de l'Université avec les frères Minimes, celle du livre de Guillaume de Saint-Amour et de l'*Évangile éternel*, attribué à Jean de Parme. On ne voyait pas, sans soupçon d'hérésie, des moines qui prétendaient que leur ordre avait été fondé au mont Carmel, par Élie, quatorze cent cinquante ans avant le Christ, et qui mettaient au nombre de ses membres les Rachebites, les Esséniens, les Druides, les saintes femmes de l'Évangile, Pythagore et le Christ. Une espèce d'initiation mystérieuse affiliait à leur ordre toutes les sectes philosophiques et religieuses, qui, avant le Christ, croyaient à un Dieu unique, à l'immortalité de l'âme, et dont la morale se rapprochait de celle de l'Évangile. Ils regardaient leurs prédécesseurs, prophètes, druides, philosophes ou religieux, comme des anges qui avaient ouvert à l'humanité le chemin de la vertu, les nommaient leurs *maieurs*, et faisaient jurer aux initiés de conserver les secrets de l'ordre. Ces moines avaient, disaient-on, habité les grottes d'Élie sur le mont Carmel, d'où leur venait leur nom de *Carmes*; puis, chassés de leurs saintes demeures par les Sarrasins, ils s'étaient réfugiés à Chypre, d'où saint Louis les avait amenés en France.

L'esprit de cet ordre n'avait rien de l'étroitesse de celui des autres institutions monastiques, il était plus libéral et plus humain; on sentait qu'un puissant souffle philosophique avait dû l'inspirer. « C'étaient, dit un historien, des hommes aux tendances larges et hardies, qui, seuls peut-être au XIVᵉ sièle, représentaient la moralité et la justice. » Leurs habitudes et leurs mœurs rappelaient celles des religieux thérapeutes du Mont-Carmel, leurs prédécesseurs, « auxquels Dieu a fait connaître la vertu des plantes. Le Très-Haut leur en a donné la science, afin qu'ils l'honorassent dans ses merveilles. Il s'en sert pour apaiser les douleurs et les guérit. Ceux qui en ont l'art en font des compositions agréables et des onctions qui rendent la santé. » (*Ecclésiaste*, chap. XXXVIII, v. 6, 7.)

Ces moines, médecins, prophètes et fils de

prophètes, formés en corporation par Élie et
Élisée,' son disciple, 'sur les monts Horeb et
Carmel, ne labouraient pas, vivant d'aumônes.
Ils récoltaient des plantes odoriférantes dont
ils faisaient des breuvages salutaires, étudiaient
les Écritures, et s'en allaient partout prêchant
et guérissant les malades. L'Écriture est pleine
des cures miraculeuses qu'ils opéraient. L'une
de leurs compositions médicales était surtout
célèbre. On la donnait aux vieillards, aux malades et aux infirmes, « parce qu'elle était fortifiante, saine et d'excellent goût. »—« C'était,
dit Mathias de Saint-Jean, supérieur des Carmes de Tours (dans son *Histoire panégyrique
du Mont-Carmel*, publiée en 1656, t, II, p. 408),
une composition d'herbes aromatiques, dont
l'hysope faisait la base.'» Saint Hiérome parle
de cette préparation d'herbes odoriférantes
faite au Mont-Carmel, et, de nos jours encore,
les religieux habitant les grottes et les couvents
du Carmel, pratiquant l'hospitalité, suivant la
règle imposée par Élie, offrent aux voyageurs
et aux malades la coupe pleine de la liqueur
mystique.

La tradition, religieusement conservée par
tous les écrivains de l'ordre, veut que le Christ
vécût au Thabor parmi les Esséniens, et que la
Vierge s'y retirât après la mort de son divin
Fils.

Les thérapeutes, qui avaient reçu le bap-
tême de Jean, furent les premiers d'entre les

Juifs et les seuls parmi les scribes ou savants qui confessèrent la divinité du Christ. Saint Marc l'évangéliste, évêque d'Alexandrie, martyrisé en 66, et médecin lui-même, leur donna leurs premiers statuts chrétiens. Ils devaient mener une vie solitaire, vivre dans la prière et l'étude, et ne manger qu'après le coucher du soleil. Jean, quarante-quatrième patriarche de Jérusalem, saint Albert et saint Basile leur donnèrent de nouvelles règles. C'étaient celles qu'ils pratiquaient en 1252, mais avec peu de rigidité et une sorte de libéralisme indépendant, qui, sous le rapport religieux, pouvait peut-être prêter un peu au blâme et à la critique.

A leur établissement en France, les Carmes furent frappés des ressemblances qui existaient entre les institutions, les doctrines, les occupations des thérapeutes du Mont-Carmel avec celles des anciens druides, et ils se posèrent hardiment comme les successeurs de ces derniers dans la Gaule chrétienne.

Les druides, prêtres et médecins, prophétisaient comme les disciples d'Élie ; dépositaires des traditions nationales, ils excitaient les guerriers à combattre vaillamment l'envahisseur étranger, promettant la victoire au nom du Dieu des combats. Ils croyaient à un Dieu unique et enseignaient l'immortalité de l'âme, les peines et les récompenses futures, dogmes fondamentaux de la religion chrétienne. Comme les moines thérapeutes, ils vivaient en communauté, étaient seuls, parmi les différentes classes du peuple, vêtus de longues robes blanches et faisaient une de leurs principales occupations de l'étude des plantes et des secrets de la médecine. Ils avaient, eux aussi, leur souverain remède, leur panacée universelle, qu'ils appelaient par excellence *curice*, le *guérit-tout*, composé de six plantes mystiques : la mélisse, la jusquiame, le samolus, la verveine, la verge d'or et la primevère, auxquelles le gui sacré ou *mislito*, cueilli dans le bois consacré, la sixième nuit après la pleine lune, en priant la divinité de bénir ses propres bienfaits, venait ajouter ses vertus presque divines. Ils la présentaient au malade, au combattant blessé, au guerrier qui se choisissait un frère d'armes, et aux fiancés qui s'approchaient de la pierre du serment, dans la coupe sacrée, la sainte *graal*, qui, perdue avec l'indépendance gauloise, fut recherchée par tous les chevaliers du moyen âge comme le vase de la rédemption où coula le sang du Christ [1].

[1] Dans le Supplément à son *Officine* pour 1858, M. Dorvault publie, sous la forme d'une charmante légende, une étude historique sur l'Eau de Mélisse des Carmes, par M. Guillon aîné, dans laquelle le savant écrivain donne les druides pour inventeurs de ce remède populaire dont les Carmes auraient hérité, et M. Dorvault a le soin d'ajouter : « Nous insérons cette notice, non pour l'originalité de sa rédaction, mais parce qu'au fond elle pourrait bien contenir l'histoire véritable du fameux alcoolat des Carmes.

Les historiens et tous les écrivains des Carmes ont, depuis l'origine, affirmé l'affiliation de leur ordre à celui des druides et accumulé les preuves pour l'établir. Jean de Venète, carme de la place Maubert, qui figure au xive siècle dans la collection des chroniqueurs de l'histoire de France, comme continuateur de Guillaume de Nangis, dit que son « ordre se rattache aux associations philosophiques et religieuses les plus illustres de l'antiquité la plus reculée. Nos frères embrassent dans une espèce de christianisme antérieur au Christ, avec Élie et les Esséniens, ces solitaires hébreux du Carmel, qui sont nos auteurs immédiats, les pythagoriciens d'Italie et les druides des Gaules. *Il n'est pas jusqu'à notre remède populaire qui ne soit une tradition druidique.* C'est l'eau mystique du saint Graal qui guérit toutes les maladies de l'âme et du corps. » Mathias de Saint-Jean, prieur du couvent des Carmes de Tours, ne consacre pas moins de quatre chapitres de son *Histoire du Mont-Carmel* à démontrer la vérité de son origine druidique, qu'on retrouve acceptée comme un fait désormais historique par tous les frères du Mont-Carmel, dont Margarin de la Bigne a réuni les ouvrages sous le titre générique de *Bibliothèque de Sion.*

Au xiiie siècle, la France était catholique, il est vrai ; mais les temps où les bardes chantaient debout sur la pierre du Kremlech les exploits des aïeux aux Gaulois assemblés n'étaient pas éloignés, et si le druide ne cueillait plus avec la serpe d'or le gui sur le chêne sacré, la tradition druidique se transmettait encore dans les récits de la chaumière, et les nombreuses confréries qui, sous différents noms, se ramifiaient alors partout, cherchant à établir une communauté d'intérêts qui leur permît de lutter contre l'oppression féodale, faisaient revivre par l'initiation les anciennes croyances de la nation. Ce soin qu'apportèrent les Carmes à se rattacher à des origines chères au peuple, leur esprit plus tolérant que celui des autres ordres, les avaient déjà fait aimer lorsque leur dévouement, lors de la peste noire qui ravagea l'Europe de 1348 à 1350 acheva de les populariser. « Les Carmes, dit la *Revue pharmaceutique* de 1857, — faisant un rapprochement entre la peste noire de 1348 et le choléra-morbus, — conjuraient les effets de la peste avec leur FAMEUSE LIQUEUR; en 1832, M. Magendie et la plupart des médecins traitèrent le choléra-morbus par les mêmes moyens. » Depuis, toutes les fois que la contagion étendit sur la France ses terribles ravages, ces religieux furent toujours prêts à la combattre, et les populations prirent l'habitude de considérer leur cordial « comme l'eau mystique souveraine qui guérit toutes les maladies de l'âme et du corps. »

Les Carmes ne restèrent pas longtemps dans leur couvent de la rue des Barrés; en 1318, ils s'établirent place Maubert. Après la peste de de 1350, leur ordre prit une grande importance; leur église. fondée en 1353, reçut des dons considérables. Un clou de la Passion acheté par Blanche de Navarre, reine douairière de France et veuve de Charles le Bel, à des marchands vénitiens, y fut vénéré; il fait aujourd'hui partie du trésor des reliques de Notre-Dame. De nombreuses chapelles, véritables bijoux d'architecture, se groupèrent autour des nefs principales. Elles renfermaient des sépultures de notables personnages, entre autres celle du libraire Crozet, le premier historien de Paris. Leur cloître fut le plus charmant asile que jamais l'art ait ouvert à la méditation. Il était orné de curieuses peintures représentant les Carmes dans les habits bigarrés de noir et de blanc qu'ils portaient encore au xive siècle, et d'une chaire où la pierre avait pris sous le ciseau de l'artiste les formes les plus délicates et les plus variées. Supprimé en 1790, ce couvent servit de manufacture d'armes pendant la Révolution; il a été détruit en 1811. On a construit sur son emplacement le marché qui porte aujourd'hui le nom de marché des Carmes.

L'ordre fonda bientôt un second couvent, celui de la rue des Billettes, auquel se rattache la légende du juif Jonathas qui, s'étant à prix d'argent procuré une hostie consacrée et voulant la crucifier, vit couler le sang divin sous le marteau qui la clouait au mur. Une jeune fille chrétienne, témoin de la profanation et du miracle, le dénonça aux Carmes. Ces religieux furent processionnellement recueillir l'hostie miraculeuse; elle vint se placer d'elle-même dans le saint ciboire, entourée d'une auréole lumineuse. Le juif fut brûlé vif; ses biens furent confisqués et donnés aux Carmes; ils rasèrent la maison et bâtirent une église sur l'emplacement où s'était accompli le miracle. C'est aujourd'hui le temple protestant de la confession d'Augsbourg.

La popularité dont jouissaient les Carmes, la faveur qu'ils trouvaient auprès des grands, leurs richesses, leur attiraient la haine des autres ordres. Leur prétention de descendre des anciennes corporations religieuses, qui, longtemps avant le Christ, professaient les croyances et la morale évangéliques, les faisaient accuser de doctrines hérésiarques; quelques pratiques qu'ils avaient en commun avec les Templiers, celle, entre autres, de mettre sur la table où ils prenaient leurs repas une tête de mort, jetaient sur eux le soupçon d'avoir une affiliation secrète avec cet ordre proscrit et condamné. L'étrangeté de leur costume soulevait surtout de violentes attaques; le bonnet grec en pourpre, orné de bandelettes d'or, que portaient leurs abbés, avait été jusqu'alors réservé à l'autorité consulaire. C'était, pour certaines villes, le symbole de leurs franchises, de leur liberté, conquises sur la féodalité. On accusa les Carmes d'avoir usurpé cette coiffure, qu'ils avaient apportée d'Orient. On cria grandement contre leurs mœurs faciles, contre le peu de considération qu'ils avaient pour l'autorité ecclésiastique, et la résistance même qu'ils opposaient souvent à ses décrets. Les papes et les conciles, les juridictions ecclésiastiques et les parlements furent continuellement saisis de toute espèce de plaintes contre eux. Défendant leurs idées, leur origine et leurs priviléges, avec encore plus d'ardeur qu'on n'en mettait à les attaquer, ils remplissaient la chrétienté entière du bruit de leurs discordes, et, de là, cette réputation d'ergoteurs et de processifs qui leur fut faite.

Le concile de Vienne leur interdit, à la fin du xve siècle, le manteau bigarré et le bonnet grec. Ils adoptèrent alors la robe blanche et l'ample manteau qu'ils ont porté depuis. De tous leurs procès, trois sont restés fameux. Deux avaient pour but de faire reconnaître le prophète Élie comme leur fondateur, et l'authenticité de leur affiliation avec les anciens thérapeutes. Les frères Bollandus n'admettaient pas cette origine, et niaient que le Christ et les saintes femmes eussent vécu au mont Carmel; les Carmes les firent condamner par la sainte inquisition. Il fut impossible au pape Clément XII, peu disposé en leur faveur, de donner raison à leurs adversaires : deux papes avant lui, Clément X et Sixte IV, ainsi que plusieurs conciles, entre autres celui de Vienne, ayant reconnu la vérité de cette tradition. En 1670, le procès recommença entre les Carmes et les Basiliens, à propos d'un portrait d'Élie, et après avoir suivi, pendant seize ans, toutes les juridictions ecclésiastiques, fut supprimé, sans être jugé, par un édit royal.

L'autre procès toucha de plus près à l'histoire de l'Eau des Carmes, et, mal interprété, nuisit pendant quelque temps à la popularité du couvent de la place Maubert. Les mendiants avaient alors l'habitude de quémander non-seulement aux portes de l'église, mais encore dans l'intérieur, ce qui souvent était l'occasion de désordres et de véritables scandales. Ces incommodes quêteurs se pressaient surtout auprès de la chapelle de Saint-Auvertain, dans laquelle un religieux se tenait constamment pour allumer des cierges et débiter des fioles d'Eau des Carmes, qui avaient acquis une vertu plus grande en touchant les reliques du martyr de l'ordre. Ils harcelaient de leurs demandes les nombreux fidèles qui, en approchant pour obtenir l'eau bienfaisante et la bénédiction du saint, étaient obligés de fouiller l'escarcelle pour faire leur offrande. Les religieux prétendaient que, donnant une partie de leurs revenus aux pauvres, qui avaient toujours la faculté de se présenter à la porte du couvent pour y recevoir l'aumône, et distribuant gratuitement aux malades nécessiteux leur bienfaisant cordial, ils avaient le droit d'empêcher que les fidèles qui venaient prier à l'autel de leurs saints ne fussent troublés dans leur dévotion et leur pieuse et reconnaissante libéralité. Les honorables confréries de Saint-Laurent et de Saint-Julien-le-Pauvre proclamèrent à leur tour leurs antiques priviléges, et, soutenus par l'archevêque de Paris, évoquèrent la cause devant le Parlement, lequel, après de longs débats, qui eurent le plus grand retentissement, maintint, par un arrêt rendu en séance solennelle, les membres de la confrérie de Saint-Laurent et Saint-Julien-le-Pauvre en droit de quêter et de mendier dans l'église du couvent de la place Maubert comme dans toutes les autres églises de Paris, et défendit aux Carmes de mettre le moindre empêchement à l'exercice de ce droit.

C'est de ce procès, cité par Lebeuf dans son *Histoire du diocèse de Paris*, et par presque tous les historiens de Paris, que datent en partie les reproches adressés aux religieux de manquer de charité et de ne chercher qu'une spéculation lucrative dans la fabrication de leur Eau. Si la qualité la plus fine était exclusivement réservée pour être vendue aux classes riches, une qualité moins agréable peut-être au palais, mais ayant pour la santé les mêmes vertus que la première, était spécialement préparée pour être distribuée aux pauvres et aux amis du couvent. La charte sur parchemin, contenant la formule authentique et le mode de préparation de l'Eau des Carmes de la place Maubert, que nous possédons, le dit et l'explique de la manière la plus nette. Vouloir soutenir le contraire, c'est accepter complaisamment les inventions malveillantes qui avaient cours contre ces religieux parmi quelques philosophes du dernier siècle, et oublier que la besace du frère quêteur s'emplissait au château pour se vider à la chaumière ; que le pauvre et le voyageur trouvaient tous les jours au guichet du couvent la miche et l'obole, et, au besoin, le coucher dans la demeure hospitalière.

Plusieurs papes ont entrepris la réforme de l'ordre. A leur arrivée, en 1252, le pape Innocent IV avait compris que la règle imposée par Elie et saint Albert aux religieux du Mont-Carmel ne pouvait convenir à des moines d'Occident, et il l'avait appropriée aux exigences de leur nouvelle patrie. Deux siècles après, lorsque, par l'effet des mœurs de l'époque, le désordre s'introduisit parmi les Carmes comme parmi les autres religieux, le pape Eugène IV tâcha, mais en vain, de les ramener à la rigide sévérité de leurs premiers statuts ; d'autres tentatives, souvent essayées, furent inutiles, et ce fut malgré la plus vive résistance des autorités ecclésiastiques, que sainte Thérèse et Jean de la Croix parvinrent, en 1538, à établir parmi les Carmes dits déchaussés la règle de saint Albert, en y ajoutant des flagellations et des rigueurs nouvelles.

La sainte inquisition condamna d'abord, sur

la dénonciation des anciens Carmes, les pré-
tendues réformes qui s'accomplissaient au
couvent d'Avila; mais, comprenant ensuite
combien les visions extatiques de la sainte
et le spectacle du renoncement et des macérations que ses premiers compagnons donnaient
au peuple pouvaient lui être utiles, elle les fit
reconnaître par le saint-père, et l'ordre des
Carmes déchaussés se propagea alors rapi-
dement. En 1603, le cardinal de Bérule appela
en France les premières Carmélites. Les
Carmes déchaussés s'établirent à leur tour
dans la rue de Vaugirard. Ces nouveaux venus
exploitèrent habilement à leur profit la popularité qu'avait acquise en France, depuis
trois siècles, le fameux élixir qu'on préparait
au couvent de la place Maubert, et l'espèce de
discrédit que le procès dont nous avons parlé,
avec quelques scandales fort ordinaires dans
les couvents, mais très-habilement grossis et
divulgués, jetèrent sur les bons pères. Ils
s'empressèrent de fabriquer et de vendre l'Eau
des Carmes, et une espèce de concurrence
s'établit entre les deux maisons conventuelles.

Le couvent de la rue de Vaugirard n'atteignit
jamais cependant ni le prestige ni les richesses
de celui de la place Maubert. La réputation de
sévérité qui avait d'abord environné les disciples de sainte Thérèse s'évanouit bientôt.
Son église et ses bâtiments fort simples existent
encore. Un des épisodes de la Révolution, les

journées de septembre, y attache un terrible et sanglant souvenir. Depuis quelques années, des membres de l'ordre ont repris possession de leur ancien cloître; mais ils ne sont plus déchaussés et vivent de la règle plus douce des Carmes de la place Maubert, consacrant leur vie à l'étude, à l'éducation de la jeunesse et à l'enseignement supérieur donné aux jeunes prêtres qui ne veulent pas se contenter de l'instruction acquise au séminaire.

A la suppression des couvents, les Carmes des différentes maisons conventuelles emportèrent avec eux les formules de cette Eau de mélissse, qui avait si puissamment contribué à rendre leur ordre populaire et à enrichir leurs couvents, et la conservèrent comme un secret confié par l'initiation à leur foi religieuse. La plupart allèrent chercher, dans l'exil ou dans des retraites ignorées, un abri contre la tourmente révolutionnaire, un asile où il leur fût permis de continuer tranquillement les saintes pratiques de la vie religieuse. Les Carmes de la place Maubert peuplèrent ainsi à Rome les couvents de leur ordre, et furent compris parmi les religieux auxquels, par ordre de Bonaparte dès la première guerre d'Italie et plus tard par clause expresse du concordat, il fut alloué un subside journalier fort modeste, il est vrai, mais suffisant pour répondre aux premiers besoins. Quelques-uns portèrent leurs pas jusqu'à la Terre-Sainte, et furent au Mont-Carmel mourir dans la prière et la contemplation, près des grottes qu'habitèrent Élie et ses premiers disciples.

Un certain nombre de membres du couvent de la rue de Vaugirard trouva plus simple d'établir en commun une fabrique d'Eau des Carmes et de l'exploiter à leur profit. Plusieurs, pour mieux se conformer sans doute aux idées du jour, prirent femme ; quelques-uns devinrent, à l'exemple de tant d'autres moines, d'ardents révolutionnaires, et l'entreprise put ainsi prospérer, malgré la haine qu'on portait alors à tout ce qui rappelait l'ancien état des choses. C'est de ce fait qu'on est parti pour affirmer que les Carmes déchaussés de la rue de Vaugirard étaient seuls possesseurs de la formule de l'élixir des Carmes, qui leur avait été, disait-on, apportée vers 1610 par un médecin inconnu.

C'était aller contre les faits les plus notoirement établis et fausser l'histoire assez sciemment, pour être forcé d'avouer, au moment même où l'on émettait une pareille assertion, « que certains documents font croire qu'un cordial analogue était connu par les anciens moines : c'est l'élixir qu'offrent les religieux du Mont-Carmel aux pèlerins et aux voyageurs qui les visitent. »

Certes, ces documents étaient nombreux et irréfutables; un peu de bonne foi les eût fait facilement découvrir ; on n'avait pour cela qu'à parcourir les œuvres si nombreuses, où des Carmes traitent de leur ordre. *La Bibliothèque de Sion*, de Margarin de la Bigne : Jean de Venèse, carme de la place Maubert, dont nous avons reproduit le passage ; le *Miroir des Carmes*, publié vers 1480 ; *Jean Galcin et Léger de Parme*, écrivains du même ordre ; les œuvres de *Jean Liébault*, médecin de Henri III ; les écrits si nombreux des xve et xvie siècles, où l'on traite des secrets de la médecine alchimique qu'on pratiquait alors. Si on lit les chroniques et les mémoires qui fournissent les matériaux les plus vrais pour écrire l'histoire de France ; si on ouvre enfin toutes les histoires des ordres religieux, on n'aura pas de peine à découvrir les nombreuses preuves fournies par les témoins contemporains que, lorsqu'en 1607, les Carmes déchaussés vinrent s'établir rue de Vaugirard, il y avait plus de trois siècles que le couvent de la place Maubert devait sa popularité à son bienfaisant élixir, qu'on ne désignait plus que sous le nom d'EAU DES CARMES, et avec lequel ils avaient combattu les nombreuses épidémies qui, à cette époque de troubles politiques et religieux, désolèrent la France.

Nulle part, dans les écrivains qui ont eu occasion de parler de l'Eau des Carmes avant 1790, on ne trouve que le couvent de la rue de Vaugirard eut le monopole de cette Eau. Tous leurs témoignages prouvent le contraire.

D'Emmery, qui a donné en 1659 la première formule de l'Eau des Carmes adoptée par les pharmacopées, parle précisément du couvent de la place Maubert et non de celui de la rue de Vaugirard. Lorsque la Société royale de médecine, qui a précédé l'Académie de médecine, fut formée et qu'elle eut publié une formule d'Eau de Mélisse, dite des Carmes, dont la libre exploitation par les pharmaciens eût pu nuire à la recette des couvents, humble requête fut présentée au roi, au nom de l'ordre entier, dans laquelle on fit valoir les services rendus par l'Eau dont les Carmes possèdent le secret depuis leur établissement en France, sous saint Louis, et combien il serait injuste et impie d'en dépouiller leur ordre. Ce fut sur ce mémoire que des lettres royales de 1709 maintinrent aux Carmes le privilége de préparer et de vendre exclusivement et à leur profit l'Eau dont la composition appartenait à leur ordre depuis les temps les plus anciens, et qu'ils avaient toujours exploité au grand profit des peuples.

Des brevets royaux de 1773, 1776 et 1780, donnés par le roi en son conseil sur un rapport favorable de la commission de médecine, accordèrent aux Carmes le droit de fabriquer, pendant un délai déterminé, l'Eau de Mélisse qui porte *leur nom*, attendu « qu'elle est incomparablement supérieure à celles composées d'après les pharmacopées, et que son utilité était démontrée; » mais ces brevets accordaient ce privilége à l'ordre entier, et non à un seul couvent comme on l'a affirmé en faussant les textes.

Il faut certes une hardiesse que nous ne voulons pas qualifier, un mépris profond du lecteur pour contredire ainsi le témoignage formel de l'histoire, pour faire table rase à son profit des traditions vingt fois séculaires d'un ordre qui, luttant sans cesse devant les papes, devant les conciles ou devant les parlements pour maintenir la vérité de son antique origine, donna toujours la possession de son remède populaire comme la preuve la plus irréfragable de sa filiation avec les thérapeutes du Liban et les druides de la Gaule. Et cependant, de telles audaces suffisent parfois pour rendre possibles les manœurves les plus grossières et surprendre la bonne foi d'honnêtes gens dont le cœur se soulèverait d'indignation s'ils pouvaient soupçonner le but qui se cache sous les grands mots de dévouement et de devoir accompli dont on masque son effronterie.

II

Charte authentique, dressée en 1715, de la véritable
recette de l'Eau de Mélisse des Carmes du couvent
de la place Maubert.

Nous pourrions borner aux preuves tirées
de l'histoire générale que nous venons de
donner cette réfutation d'une assertion qui va
contre tous les faits, toutes les données his-
toriques, si nous n'avions en main un titre qui
suffirait à lui seul à établir de la manière la plus
irréfragable cette vérité, que le grand couvent
de la place Maubert préparait et débitait au
dernier siècle, aussi bien qu'au xive siècle,
l'Eau de Mélisse des Carmes ; c'est la
formule écrite, signée et parafée à chaque
page de la main de frère Joachim de Saint-
Jacques, en l'année 1715. Cette charte sur parchemin nous est parvenue d'une manière pour
ainsi dire trop providentielle pour que nous
puissions résister au désir de la raconter ici
avec preuves à l'appui de notre récit.

En prenant possession de notre établissement,

nous trouvâmes dans ses archives beaucoup de documents qui concernaient les Carmes de la place Maubert, des fragments de leurs cartulaires, des titres importants qui constatent l'exploitation que firent ces religieux jusqu'au dernier moment de l'Eau de mélisse ; mais nous ne possédions que des formules d'une vérité incontestable, il est vrai, pour des juges non prévenus, mais pas de titre qui réunît tous les caractères d'une authenticité historique réelle, et qui pût au besoin couper court à toutes les discussions, mettre à néant les assertions les plus hardies et les plus habilement étayées. Nous désespérions presque de jamais posséder un titre auquel nous attachions un si grand prix, lorsqu'en juin 1861, nous reçûmes la lettre suivante :

Latakié de Syrie, 25 juin.

« Monsieur Prosper Dumont,

« Dans la succession d'un de mes oncles existe un manuscrit sur parchemin, intitulé :

SECRET

RECETTE POUR FAIRE L'EAU DE

MÉLISSE

LAISSÉ AU GRAND COUVENT DES CARMES

DE LA PLACE MAUBERT PAR FRÈRE

JOACHIM DE SAINT-JACQUES

PROFEZ DE LA PROVINCE

DE FRANCE

EN L'ANNÉE

1715.

« Comme vous vous occupez de la préparation de cette Eau (le journal *l'Illustration* me l'indique [1]) j'ai pensé que le susdit manuscrit pourra vous être utile ; il y a les préparations détaillées, le plan des tonneaux et tout ce qui constitue un laboratoire confectionné à cet effet ; le manuscrit est très-curieux sous ce rapport.

« A ce qu'il paraît, que les religieux de ce temps en faisaient un grand commerce, car le frère Joachim a le soin de prémunir les abbés de son ordre contre toute fraude quelconque ; et il ajoute en finissant :

« — Si les supérieurs me veulent croire, il ne donneront ces deux secrets (Eau de mélisse et Eau d'arquebusade), qu'à un religieux, et le feront jurer qu'il ne les donnera à personne.

« Répondez-moi, monsieur, ce que vous pensez de ma proposition, si elle vous est agréable, je ne vous demande qu'une caisse de votre Eau de mélisse pour cadeau. N'ayez aucune crainte que ce soit de ma part une ruse pour vous tromper ; je suis trop connu ici et en Orient pour jouer un pareil rôle ; veuillez me dire seulement comment le manuscrit pourra vous être transmis.

Signé : « Docteur DE RODE,

« *Médecin sanitaire.* »

---

[1] Nous avions en effet fait paraître à cette époque nos annonces dans *l'Illustration.*

Trop de loyale franchise, de cordialité et de désintéressement respirent dans cette lettre, pour qu'il pût surgir en notre esprit le moindre doute sur la bonne foi de celui qui l'écrivait. Je me hâtai de le remercier, en acceptant son offre, et, le 29 août, la poste m'apporta un second paquet contenant, avec la charte en parchemin, la lettre suivante :

Latakié de Syrie, 11 août 1861.

« Monsieur Prosper Dumont,

« En réponse à votre lettre du 11 juillet, vous recevrez ci-inclus le manuscrit dans ce pli de lettre comme vous me l'indiquez.

« Pour ce qui est de la boîte que vous voulez bien m'envoyer, il y a plusieurs missionnaires lazaristes que je connais parfaitement, et qui sont venus à Paris de la Syrie pour régler quelques affaires; l'occasion est bonne, car ils doivent retourner à leur poste. Je joins à cet envoi une lettre que vous ferez remettre à M. Najean, un des leurs; l'adresse de la maison générale est rue de Sèvres, 95. Il est probable qu'une caisse aussi peu embarrassante sera acceptée par lui, ou par d'autres missionnaires qui viendront en Syrie.

« Adieu, monsieur, écrivez-moi quelquefois comment vous aurez trouvé bonne la recette de mon manuscrit. Dans tous les cas, je vous souhaite autant de plaisir à le prendre que j'en ai à vous le donner.

Signé : « Docteur DE RODE. »

Certes, le manuscrit offert et donné avec un si bienveillant empressement fut accueilli avec plaisir et avec la reconnaissance que je pus exprimer aux pieux et courageux missionnaires qui voulurent bien se charger de mes remerciements pour M. le docteur de Rode. Ils me le dépeignirent tel que me le faisaient déjà deviner ses lettres, en me disant la haute considération dont il jouit, dans un pays où la science, les services rendus, un dévouement constant aux souffrances de l'humanité, ne suffisent pas toujours pour calmer les haines et conjurer les dangers que soulèvent contre les chrétiens un fanatisme sourdement surexcité et mal contenu.

Que M. le docteur de Rode me permette de lui rendre encore ici ce témoignage public de ma profonde gratitude pour le don qu'il ma fait d'une manière si spontanée d'un titre aussi important au point de vue historique et aussi précieux pour moi.

La charte est parfaitement conservée, malgré les nombreuses maculatures qu'elle doit à son ancienneté et aux nombreux voyages qu'elle a dû faire pour nous revenir du pied de ce mont Liban, d'où nous arrivèrent les premiers Carmes qui préparèrent, pendant tant de siècles, le cordial dont elle contient la recette. Elle est composée de trois feuilles de parchemin de grand format réunis en cahier par deux liens aussi en parchemin, et formant douze pages dont onze sont recouvertes d'une écriture ferme, nette, grosse, régulière, malgré le tremblement qui, parfois, agite la main âgée, lorsqu'arrive un peu de fatigue. Les dessins à la plume représentent les différents vases, tonneaux, alambics, qui servent à la préparation de l'Eau de mélisse, et le plan naïf d'une installation d'atelier. La signature du père Joachim se trouve apposée au bas des pages. En tête se trouve le titre reproduit par la première lettre de M. de Rode: la charte se termine par la recommandation de ne livrer le secret qu'à des religieux et sous la condition du serment.

Les instructions les plus minutieuses et les plus importantes y sont naïvement données: « Au commencement que j'ai fait l'Eau de mélisse, *je la goustais souvent et trop souvent*, dit le bon moine, pour la rendre parfaite, et *trop souvent*, car c'est ce qui m'a ruyné et brûlé la poitrine. Dieu soit béni! » C'était, en effet, une rude tâche pour le religieux chargé de cette fabrication; le débit de l'Eau de mélisse avait pris un immense développement; le grand couvent de la place Maubert ne pouvait y suffire; on a une idée de ce qu'il en vendait ou donnait, par l'installation considérable, même pour une exploitation industrielle de nos jours, qu'indique le frère Joachim, en ajoutant : « Comme il en faut faire maintenant beaucoup, c'est ce qui m'a obligé d'avoir ces tonneaux et de faire mes mélanges de la manière que je viens d'expliquer, pour les mieux concevoir par celuy qui me succédera. »

Une note en caractères plus tremblés, écrite évidemment à une époque où le pauvre moine était déjà cassé par la vieillesse ou la maladie, nous indique le nom son successeur :

« Je soussigné, y est-il dit, certifie avoir donné ce présent secret ou recepte pour bien faire l'Eau de mélisse et l'eau vulnéaire dite d'arquebusade, au frère Gabriel de Saint-Nicolas, avec permission du très-révérant père Tiburce, prieur du grand couvent, place Maubert, à Paris, en foy de quoy je signe.

« F. Joachim. »

Il a fallu qu'une révolution, en renouvelant l'état social du monde, dispersât les Carmes loin de leurs pieux asiles, pour que le secret consigné par le frère Joachim, et livré sous la foi du serment au frère Gabriel de Saint-Nicolas, devînt la popriété de simples industriels. La charte qui nous confirmait dans la possession de la véritable recette de l'eau des Carmes était à nos yeux d'une authenticité éclatante. Écriture, style, disposition des formules, des instructions, des recommandations, des dessins, état du parchemin, tout nous l'affirmait; nous n'avons pas voulu cependant nous fier à notre seul témoignage et nous appuyer sur son

existence avant de l'avoir soumise aux paléographes les plus autorisés, aux professeurs de
l'École des chartes, et tous ont été unanimes
pour nous certifier qu'elle réunissait les caractères d'authenticité les plus irréfragables.

Comme réponse péremptoire à tout doute,—
quelle que soit son origine,—soulevé à l'égard
de nos affirmations, nous sommes prêts à la
soumettre encore à l'examen de toutes les personnes de science compétente.

III

L'Eau des Carmes. — Les modifications qu'a dû subir sa composition. — Ses formules. — Sa préparation. — Mélisse, hysope, verveine, etc., etc.

L'usage a donné au cordial qui rendit populaire pendant tant de siècles le couvent de la place Maubert le nom d'*Eau de mélisse des Carmes;* le nom d'*Elixir des Carmes* lui conviendrait mieux. Vingt plantes ou substances diverses traitées ensemble ou séparément doivent fournir les aromes, les essences, les esprits et entrent dans sa composition. Si la mélisse reste le principal élément, d'autres plantes y entrent en proportion presque égale; quelques-unes de ces dernières ont, comme le reconnaît Bouchardat, une action plus active, et, après les longues et nombreuses manipulations qu'exige le *modus faciendi*, étrange peut-être en apparence, mais d'une incontestable valeur au fond, que m'ont légué les Carmes, la mélisse disparaît dans la masse. Le Codex désigne sous le nom d'ALCOOLAT DE MÉLISSE COMPOSÉ et d'*Alcoolat des*

Carmes, la composition dont il donne la formule comme se rapprochant de celle des
anciens religieux; ce mot convient, scientifique-
ment, au cordial que nous préparons aujour-
d'hui; on commettrait une erreur historique
en l'appliquant à la liqueur primitive.

L'eau ou le cordial que préparaient les premiers Carmes qui s'établirent en France, qu'elle
se rapprochât de la recette primitive des druides ou de celle des disciples d'Élie, n'était cer-
tainement, en effet, pas la même que celle dont
le couvent de la place Maubert nous a légué le
secret. Beaucoup d'éléments qui y entrent aujourd'hui étaient alors complétement inconnus.
Ce devait être une simple macération de plantes
aromatiques ou une eau obtenue par la distillation, comme on obtient les eaux de rose et
de fleurs d'oranger. Le roman de Florimond,
qui date du xv⁰ siècle, parle du *vin d'herbes*,
dans la composition duquel entrait la mélisse,
la verveine et l'hysope, fort en usage dans les
Gaules, où la vigne était cultivée de temps im-
mémorial avant Probus, qui n'a eu d'autre mérite que de permettre aux ancêtres des vigne-
rons bourguignons et bordelais de replanter
l'arbrisseau au doux nectar qu'avait fait arracher Domitien. Gallien et Dioscoride citent ces
vins, que les Gaulois excellaient à préparer;
Pline fait mention de jeux qui se célébraient au
Capitole, dans lesquels ils étaient offerts au vain-
queur comme source de santé. De ces vins qui

délectaient nos pères, le vermut nous reste seul. L'hypocras et l'hydromel rappelaient encore, au dernier siècle, la liqueur fermentée que composaient les Gaulois avec le miel des innombrables essaims qui peuplaient alors les forêts des Gaules, butinant leurs plus doux parfums sur leur fleur préférée : l'odorante mélisse. Les moines de l'abbaye de Cluny, un des ordres les plus anciens en France, se régalaient solennellement à certains jours avec l'hydromel aromatisé avec la mélisse, l'hysope, la bétoine, et ils appelaient cette liqueur *potus dulcissimus*.

Lorsque le docteur *illuminé* eut découvert l'esprit-de-vin, à Montpellier, on ne tarda pas à s'en servir comme excipient de l'arome des plantes. En voyant l'eau-de-vie employée d'abord comme médicament, puis paraître sur les tables associée à certains aromes, les Carmes durent naturellement songer à la donner pour excipient à leur cordial. Michel Savonarole, qui nous a laissé au xve siècle un traité de procédés propres à combiner l'alcool avec l'arome des plantes et d'autres principes (*conficienda aqua vitæ*), soit par macération, soit par distillation, cite l'alcoolat composé de mélisse (*aqua ardens melissa composita*), comme un des meilleurs élixirs qu'on puisse préparer. Profitant en hommes de progrès, des découvertes que les alchimistes, devançant la chimie moderne et préparant ses voies, faisaient alors si nombreuses, les religieux de la place Maubert joignirent aux éléments primitifs de leur cordial tous les esprits qui pouvaient lui donner une vertu nouvelle. Ils composèrent ainsi l'élixir si puissant et si parfait que je prépare aujourd'hui d'après leur seule et véritable recette. C'est ainsi que maintes substances aromatiques, venues des pays découverts depuis le xve siècle, se sont jointes à la mélisse et à l'hysope, sans qu'on puisse rien conclure de leur présence dans l'EAU DES CARMES contre son antique origine.

Ce qu'il y a de certain, c'est que, lorsqu'en 1552[1], les Italiens venus en grand nombre à l'occasion du mariage de Henri II, alors duc d'Orléans, avec Catherine de Médicis, introduisirent en France leurs *liquori*, les Carmes du couvent de la place Maubert, les Chartreux, les Jacobins et les religieuses du Saint-Sacrement[2], en possession de tout temps de fournir d'élixirs la table du roi et celle des grands

---

[1] Un siècle avant la fondation du couvent de la rue de Vaugirard.

[2] Le couvent des religieuses du Saint-Sacrement, rue Saint-Louis, au Marais, conserva jusqu'à sa suppression, en 1790, la réputation de composer d'une façon supérieure l'*eau divine*, dans laquelle il entrait de la rose et de la fleur d'oranger, en lui donnant une finesse exquise. Le *rossoli* des liquoristes italiens venait leur faire concurrence directe; les bonnes sœurs voulurent le faire supprimer, la vogue qu'il acquit bientôt et qui lui mérita le nom de *populo*, rendit leur opposition plus vive mais inutile.

seigneurs, firent une opposition des plus vives à leur établissement, comme fabricants de liqueurs; il fallut la protection toute-puissante de Catherine, devenue régente, pour vaincre cette résistance.

Chaque ordre religieux avait en effet alors, en France, son eau, son élixir, son remède populaire qu'il exploitait pieusement, pour le bien des ouailles du couvent et à son profit. Toutes ces préparations, inspirées par l'exemple des Carmes, se rapprochaient dans leur composition de l'Eau de mélisse, mais en différait essentiellement par leur arome et n'avaient pas les mêmes vertus.

Aujourd'hui que, sous l'influence des principes de tolérance qui caractérisent le siècle, les anciens ordres peuvent, sans choquer nos préjugés et sans danger social aucun, prier et professer librement au milieu de nous les règles de leurs saints fondateurs, les laboratoires des couvents rallument partout leurs fourneaux. Les vieilles liqueurs qui aidèrent pendant si longtemps les anciens religieux à supporter les rigueurs de la vie monastique, figurent partout aux expositions, aux vitrines des marchands et sur les tables les mieux servies, parmi les produits les plus renommés de la liquoristerie moderne.

Chaque couvent gardait du reste avec une fidélité religieuse le secret de ces sortes de compositions, souvent une des richesses de la communauté, et les Carmes, chez qui le serment de silence prêté par les initiés était de tradition, le gardaient plus fidèlement encore que les autres. Aussi, sauf les posesseurs des chartes où étaient inscrites ces recettes, nul aujourd'hui ne possède la formule véritable des élixirs des anciens couvents. Lemmery donna le premier une recette de l'Eau de mélisse des Carmes, dont le secret, disait-il, lui avait été livré par le hasard. Cette formule diffère essentiellement de celle contenue dans la charte du couvent de la place Maubert, d'une irrécusable authenticité, et que seul je possède. Les diverses recettes insérées au Codex, répandues dans toutes les pharmacies, dans les ouvrages de médecine et jusque dans certains traités de liqueurs, s'en éloignent encore davantage. Si, dans toutes, il se trouve des éléments qui entrent dans l'eau des Carmes, la plupart y manquent; il s'en mêle d'étrangers, et les dosages, point si important dans des formules aussi complexes, y sont tous inexacts.

Quant aux manipulations longues, minutieuses, essentielles, qui donnent à l'élixir bien préparé ses qualités agréables et beaucoup de ses propriétés, nul traité ne les explique, et la pratique la plus éclairée ne pourrait fournir, même après des années de tâtonnements, les enseignements que l'expérience des siècles et la tradition ont recueillis et conservés. Les pères qui se vouaient aux travaux de l'officine y apportaient la même patience intelligente que leurs frères qui se vouaient à l'enluminure des vélins ou à l'ornementation des armoiries abbatiales, auxquelles travaillaient plusieurs génération des moines; ils acquéraient une habileté extrême. C'était pour eux, avec la prière, l'œuvre de leur existence, la preuve de leur dévouement à la communauté, le meilleur de leurs titres à la considération de leur ordre. Des faits, fortuitement observés peut-être, mais commentés dans la réflexion par des esprits toujours tendus vers le même but, soumis au même travail, leur avaient depuis longtemps révélé les lois de l'affinité et de la combinaison chimiques sur lesquelles la science cherche à établir aujourd'hui les bases du progrès. Ils savaient l'influence des dosages sur les propriétés des composés à obtenir, l'action si importante du temps, de la lumière, de la température sur les essences et les esprits. La distillation, les macérations, les procédés de déplacement, étaient portés par les habiles praticiens à une perfection extrême, et lorsqu'on lit les observations si minutieusement explicites qu'ils font sur le choix des différentes plantes, sur les qualités qui distinguent les variétés d'une même espèce, sur le mode et l'heure de leur cueillette, suivant le terrain dans lequel elles ont puisé leur nourriture, le climat sous lequel elles ont vécu, la culture qu'elles ont reçue, on est étonné que les botanistes, les horticulteurs, les savants modernes les plus experts en physiologie végétale, n'aient rien à leur apprendre et ne fassent, dans leurs découvertes, que mettre au jour des lois et des faits depuis si longtemps connus des humbles religieux.

La MÉLISSE est la plante la mieux douée de la famille des Labiées, si riche en variétés remarquables par leurs propriétés aromatiques et médicinales. C'est une belle plante qui exhale de toutes ses parties une odeur rappelant celle du citron, suave et pénétrante lorsque la plante est jeune, mais qui se change, lorsque la plante vieillit, en odeur de punaise. Son nom de *mélisse* lui vient, d'après Dioscoride, des mots grecs qui signifient *miel* et *abeille*, parce que c'est une des plantes préférées des abeilles, celle qui donne à leur miel les qualités les plus recherchées. Virgile, dans ses *Géorgiques*, conseille d'en semer les environs des ruches, et les Latins l'appelaient d'un nom qui avait la même signification que le mot grec. Son odeur de citron lui a valu en France la dénomination d'herbe au citron, citronnelle ou cédronnelle. Elle est indigène des Gaules, prospère dans les environs de Paris et croît dans tous les lieux incultes de l'Europe méridionale.

Ainsi que toutes les plantes de la famille des Labiées, la mélisse est d'un goût âcre et aromatique. Elle contient une matière camphroïque, du tannin, un principe amer, soluble en partie dans l'eau et en partie dans l'alcool, une huile essentielle suave, et un des esprits aromatiques les plus subtils qu'on connaisse dans les plantes. En la traitant par l'esprit-de-vin, on en retire une belle couleur verte, dont on se sert pour colorer quelques liqueurs [d'un très-haut degré alcoolique. Du reste, la constitution de la mélisse est excessivement variable; l'âge, le climat, la nature du sol, les saisons, la température, l'heure même de la journée l'influencent; il faut le plus grand soin dans la cueillette, le choix des plantes et de leurs différentes parties, pour que sa distillation donne les esprits subtils et les aromes suaves qu'on veut obtenir.

La mélisse faisait partie des six plantes sacrées reconnues par les druides comme ayant des vertus presque divines. Les anciens connaissaient ses propriétés médicinales : Pline, Gallien, Dioscoride, Rondelet les énumèrent; mais « les Arabes, dit le *Dictionnaire des sciences médicales*, auquel nous empruntons la plupart des détails contenus dans cette notice, paraissent avoir les premiers bien observé l'action fortifiante qu'elle exerce sur le système nerveux, et par laquelle elle peut contribuer quelquefois utilement à ranimer l'esprit en même temps que le corps.

« Son usage a souvent été véritablement avantageux dans les affections mélancoliques, hystériques, hypocondriaques. S'il en fallait croire quelques auteurs, tels que Rondelet, Gratarolus, Fernel même, elle offrirait un moyen précieux d'adoucir les chagrins, de chasser les idées sombres et fâcheuses, de rendre à l'âme une douce tranquillité, d'appeler des songes agréables, d'aiguiser les sens, l'esprit, la mémoire.

« C'est cette opinion trop favorable de la vertu de la mélisse qui fait dire au poëte Cowley :

Ite procul nimium mihi turba sodalis
Ecce venit vati læta melissa sus
Læta venit, sertis que volens me cingit odoris.

« Pourquoi la nature n'a-t-elle donné à aucun médicament une aussi heureuse influence sur les peines, réelles ou chimériques, qui remplissent si souvent notre existence d'un jour ? Combien la mélisse parfumée, si ses vertus n'étaient pas illusoires, serait préférable à ces narcotiques dégoûtants où l'on a cru reconnaître le *népenthès* d'Homère. Mais ne demandons pas à l'ordonnateur de tout plus qu'il n'a voulu nous accorder. N'est-ce pas beaucoup que la mélisse puisse quelquefois soulager dans les tristes affections que nous avons citées ? C'est du moins tout ce qu'il est permis d'en espérer.

« La mélisse figure dans les matières médicales avec les titres de céphalique, antispasmodique, cordiale, emménagogue, diurétique, sudorifique.

« Doucement aromatique, médiocrement amère, fortifiante à la fois, et sans stimuler trop

puissamment l'estomac et les nerfs, la mélisse
offre un moyen utile et agréable auquel on peut
recourir dans tous les cas où ces organes sont
atteints de débilité et de langueur. C'est surtout dans les affections spasmodiques, et no-
tamment dans celles dont le siége principal est
dans l'abdomen, que l'expérience confirme son
utilité.

« Les vertiges, les palpitations, la syncope,
sont encore des cas où son usage ne peut être
qu'avantageux. On doit en attendre un effet se-
condaire contre l'apoplexie, la paralysie, l'as-
phyxie, pour lesquelles on la recommande souvent. L'infusion de mélisse dans l'esprit-de-vin,
donnée par Rivière contre la manie, ne peut
sûrement être regardée comme la vraie cause
de la guérison. Chaude et administrée dans des
circonstances favorables, son infusion aqueuse,
légèrement excitante, peut favoriser la transpi-
ration ou le retour des règles supprimées. La
réputation emménagogue de la mélisse est telle,
dans les pays du Nord, que les femmes pensent
que, pour se guérir de l'aménorrhée, il suffit
d'en mettre dans leurs chaussures. Les gâteaux
à la mélisse, dont parle Simon Paulli, ne paraî-
tront pas sûrement, à beaucoup de médecins,
un remède qui mérite confiance contre la suppression des lochies.

« La mélisse se prescrit quelquefois en pou-
dre, depuis un scrupule jusqu'à un demi-gros ;
l'infusion qui se fait avec une ou deux pincées

par pinte d'eau, est beaucoup plus usitée ; elle est très-agréable, et on a proposé de la substituer au thé. On prépare, avec cette plante, une eau distillée, un sirop, et même une conserve, un extrait.

« L'alcoolat de mélisse, vanté sous le nom d'*Eau des Carmes*, contre la paralysie, les flatuosités, etc., et qui peut se donner d'un demi-gros jusqu'à deux gros, admet, outre cette plante, divers aromates plus actifs. On la fait entrer aussi quelquefois dans la préparation de l'eau de Cologne, d'un emploi si commun aujourd'hui. »

Si, à cette étude si remarquable des propriétés médicales de la mélisse, que nous avons tenu à reproduire en entier, parce que nous n'aurions pu appuyer nos assertions sur aucune autorité plus compétente, nous joignons le témoignage que lui rend Mathiole dans ses *Commentaires de Dioscoride*, on ne s'étonnera plus que la science, lui ayant reconnu à toutes les époques de telles vertus, il y ait eu un peu d'exagération dans les vertus que lui prêtent les croyances populaires.

« Le propre de la mélisse, dit le savant commentateur de Dioscoride, dans son langage si pittoresque, est de réjouir le cœur, subvenir aux estomacs humides et froids, aider à la digestion, ouvrir les conduits du cerveau qui seroyent estouppez, fortifier le cœur et les défaillances et faiblesses, et principalement quand tels accidents adviennent la nuit. Elle est fort bonne aussi aux battements et pétillements du cœur, et oste toutes sollicitudes et imaginations fascheuses du cerveau, et principalement celles qui procèdent d'humeurs mélancoliques et de flegmes brûlés. »

La mélisse entre dans la composition des vulnéraires et de beaucoup de préparations cosmétiques ; elle fournit ses aromes à un grand nombre de liqueurs. A la suite de la mélisse ou cédronelle de nos climats, se placent un grand nombre de variétés qui possèdent à un degré inférieur ces propriétés médicales, et dont l'emploi est aujourd'hui peu usité. Cependant, en Angleterre, on se sert beaucoup de la mélisse calamenthe d'Écosse, reconnaissable à ses longs pédoncules et à son odeur forte qui se rapproche de celle du pouliot. La mélisse de Turquie et de Modalvie, ou herbe turque est excitante, antispasmodique, mais peu usitée. Linnée recommande la mélisse, ou thé des Canaries, comme un des végétaux les plus excitants de la famille des Labiées ; cette variété ressemble à celle que les Indiens du Nouveau-Monde nomment *guérit-tout*, et qu'ils font entrer dans la composition de leur grande médecine.

La mélisse des bois, avec ses grandes fleurs blanches tachées de pourpre, est peut-être la plus belle variété de l'espèce ; mais son odeur est moins agréable que celle de la véritable mélisse ; elle passe pour diurétique, et quelques médecins l'ordonnent dans la gravelle, qu'on lui attribue la propriété de dissoudre.

L'hysope donnait son nom au cordial composé par les religieux du Mont-Carmel ; elle entre encore en proportion considérable dans l'Eau des Carmes. C'est une petite plante indigène, cultivée dans nos jardins, qui vient naturellement dans les contrées méridionales de l'Europe et croît en grande abondance en Asie Mineure et principalement en Judée. Son nom lui vient du grec et a pour racine le mot *esobh*, qui la désignait en hébreu.

Sa tige, haute d'environ trente centimètres, se divise en rameaux dressés, effilés, à feuilles linéaires, longues, étroites, aiguës, et d'une belle couleur verte. Ses fleurs sont bleues, violacées, roses ou blanches, réunies plusieurs ensemble à l'aisselle des feuilles supérieures et tournées du même côté. Elle appartient, comme la mélisse, à la famille des Labiées ; elle a une odeur aromatique assez forte et une saveur amère assez âcre. Duplais, dans son *Traité des liqueurs*, recommande d'employer les sommités fleuries de préférence au reste de la plante, de les choisir bien sèches et privées de feuilles ou de fleurs noirâtres.

On connaît cinq variétés de cette plante ; l'hysope officinale est la seule employée. La médecine la fait entrer dans un grand nombre de ses compositions. — « Ce stimulant, béchique, expectorant, est assez employé sous forme d'infusion, dit Dorvault; on en fait un hydrolat, un sirop. » — Les Arabes ont une grande confiance dans ses vertus, et les infusions de *zulfa* remplacent le thé dans toute l'Asie Mineure. Pour les Hébreux surtout, l'hysope était une plante presque sacrée. Ses bouquets servaient à répandre l'eau lustrale et à parfumer les demeures ; elle entrait dans la composition de l'eau de purification que le prêtre offrait à la femme lorsqu'elle devait satisfaire à une de ces nombreuses prescriptions hygiéniques auxquelles la loi avait donné la forme d'une pratique religieuse, pour mieux frapper sans doute l'imagination de leur importance. La Bible mentionne souvent l'Ésobh ; il contribuait, nous l'avons dit, à ranimer la vieillesse des religieux du Mont-Carmel.

Des autres plantes sacrées qui entraient dans la préparation de la liqueur druidique, la jusquiame, la verge d'or, la primevère, le samolus, le gui, la plus renommée est la verveine. Toutes possèdent des propriétés médicinales employées par la pharmacopée actuelle. Les préparations de jusquiame sont fort employées, surtout par les praticiens anglais, qui l'associent à tous les remèdes qui peuvent exercer une action trop irritante sur les tissus; elle est hypnoptique et plus particulièrement employée pour apaiser les spasmes. La verge d'or est un très-bon diurétique. La primevère, — charmante fleur d'un jaune pâle, aux taches sanguines, que chacun, enfant encore, a cueillie dans l'herbe aux premiers jours de printemps pour se faire des bouquets et des couronnes, — est un des béchiques et des antispasmodiques les plus agréables et les plus usités. Les anciens praticiens la nommaient l'*herbe à la paralysie*. Elle joint aussi ses propriétés astringentes à celles du *samolus*, nom savant de l'odorante pimprenelle. regardée en médecine comme *galactophore,* astringente, vulnéraire et diurétique, dernière propriété qu'elle partage avec la *verge d'or*.

Non-seulement pour les druides, mais pour toute l'antiquité, la VERVEINE fut la *plante sacrée*, et mille propriétés résumées dans le nom de *guérit-tout*, de *guérit-vite*, d'*herbe divine*, qu'elle porte encore en Europe, en Orient, en Amérique et à l'île Bourbon, lui étaient attribuées. C'est une plante à tige carrée, à fleurs opposées, d'un blanc rosé, qui croît dans les lieux stériles. La variété odorante qu'on cultive dans les jardins exhale, quand on froisse ses feuilles, assez semblables à celles de la menthe, une senteur citronnée très-agréable. Les auteurs qui réduisent dans les plus étroites limites les propriétés de la verveine la disent excitante, stomachique, antispasmodique, vulnéraire et fébrifuge. Ces qualités suffiraient pour la faire classer parmi les plantes médicinales les plus précieuses, lors même qu'elle ne posséderait pas toutes celles qui l'ont mise si haut dans les croyances populaires.

Quant à l'angélique, à la coriandre, à l'anis, leur odeur agréable et aromatique, leur saveur douce et chaude leur font trouver de nombreux emplois dans la préparation des liqueurs et dans la confiserie. La science médicale ne les estime pas moins; elle les ordonne pour leurs propriétés cordiales, stomachiques, excitantes, carminatives, et elle les emploie pour stimuler les voies digestives et combattre les flatuosités qui, pour certaines organisations, deviennent aussi douloureuses qu'incommodes.

Ce sont là les éléments les plus ordinaires qui entrent, dans des proportions voulues, dans la préparation de l'Eau des Carmes. Ce ne sont pas les plus actifs. J'ai voulu seulement, en résumant pour chacune de ces plantes les propriétés que la science médicale leur reconnaît, montrer que les éléments dont elle se compose possèdent déjà une partie des vertus, qui acquièrent, par leur combinaison dans l'élixir, la plus bienfaisante puissance. Mais le plus grand nombre des substances complétant les propriétés de celles que nous venons de nommer restent secrètes et se dérobent aux investigations de l'analyse, qui, quelque habilement faite qu'elle soit, ne saura jamais découvrir, dans les combinaisons si intimes que les aromes et les esprits primitifs forment, sous l'influence des manipulations, l'origine végétale qui les a produits.

IV

Propriétés et mode d'emploi de l'Eau de Mélisse
des Carmes.

L'Eau des Carmes de la place Maubert se dis-
tingue tout d'abord, au point de vue physiologique, par deux qualités qu'elle possède seule.
L'instantanéité de son action ; sa puissante et
salutaire influence sur l'organisme en général,
s'appliquant d'une manière plus immédiate et
plus particulière aux points où existent des désordres graves ou légers, chroniques ou acci-
dentels. Ces vertus, prouvées par des siècles
d'expérience, ont valu à l'Eau des Carmes la
réputation que des faits nouveaux viennent
chaque jour augmenter.

Cette instantanéité, cette généralité et cette
puissance de son action s'expliquent facilement
par la subtilité et la diversité des esprits qui la
composent. L'alcool le plus fin y servant d'excipient à des principes purement aromaux, le
cordial est à peine en contact avec les papilles

nerveuses et les vaisseaux absorbants, que la
dispersion des éléments qui le composent dans
l'organisme est complète. Ils agissent à la fois
sur le cerveau, sur le cœur, sur l'estomac, sur
le sang et sur les nerfs; ils réveillent partout
l'énergie des forces vitales que la nature tient
en réserve pour combattre le mal et rétablissent
l'équilibre et l'harmonie des fonctions.

Une de ses propriétés les mieux constatées
lui a fait donner le nom d'anti-apoplectique; et,
d'après cette action si puissante et si instanta-
née, on comprend, en effet, qu'une dose assez
forte d'Eau des Carmes, administrée au moment
de l'attaque, chasse le sang congestionné par
une cause quelconque dans les vaisseaux qui
enveloppent le cerveau et le force à circuler et
à se répartir dans toutes les parties du corps.

Aussitôt que le malade tombe sans mouvement ou que l'apoplexie se déclare, on introduit
dans la bouche deux cuillerées d'Eau de mélisse des Carmes de la place Maubert, et on
renouvelle la dose toutes les deux ou trois minutes. On en frictionne en même temps, en lui
tenant la tête légèrement inclinée en arrière, le
front, les tempes, le cou et les poignets du malade; on en lotionne la poitrine, la nuque et
le haut de la colonne vertébrale. Si l'apoplexie
foudroyante n'a pas rompu les parois des vaisseaux sous l'effort, et qu'épanchant le sang dans
la masse cérébrale qu'il comprimait, elle n'ait
pas éteint la vie en paralysant et désorganisant

l'organe qui l'alimente, le malade recouvre ses sens comme par enchantement. Au bout de quelques minutes et quelques soins, l'emploi de l'Eau de mélisse, prise à petite dose, fait bientôt disparaître toute suite funeste de l'attaque.

Parfois la congestion trop vive ou un épanchement partiel ont paralysé d'une manière plus ou moins complète certaines parties du cerveau, et les nerfs qui leur obéissent ne donnent plus la vie et le mouvement aux organes qu'ils dirigent. L'Eau de mélisse, administrée avec prudence à l'intérieur et en frictions à l'extérieur, aide puissamment, dans ce cas, le traitement approprié prescrit par le médecin.

La migraine est occasionnée par la congestion plus ou moins complète, locale et toujours partielle des mêmes vaisseaux sanguins; prise au début, une cuillerée d'Eau de mélisse à l'intérieur, quelques lotions pratiquées sur les tempes et sur le front, suffisent pour la dissiper. Si le mal de tête ou la migraine résistaient, c'est qu'ils auraient pour cause un trouble digestif, et un quart ou une demi-fiole d'Eau de mélisse produirait un soulagement immédiat et un effet durable.

Du reste, les personnes prédisposées aux congestions cérébrales apprennent bientôt à reconnaître les symptômes qui leur annoncent toujours les crises : les prévoir et les éloigner par l'Eau de mélisse des Carmes; quelques gouttes

prises en se couchant ou à toute heure de la journée, dans de l'eau sucrée, au besoin une demi-
cuillerée ou une cuillerée de cordial pur, suffisent pour cela.

L'usage de l'eau sucrée aromatisée, en place
d'eau de fleurs d'oranger, avec l'Eau des Carmes, n'est pas moins favorable aux tempéra-
ments sujets à des dérangements gastriques.
Avant le repas, elle donne de l'appétit, tonifie
l'estomac et prédispose les organes digestifs à
accomplir leurs fonctions. Après le repas, elle
facilite la digestion et aide à l'assimilation des
principes alimentaires. Elle prévient des flatuosités, si ordinaires et si gênantes chez les personnes dont la vie est rendue, par leurs fonctions, forcément sédentaire, et elle prévient la
formation de ces noires vapeurs qui alourdis-
sent le cerveau, épaississent le sang et rendent
tristes et pénibles les digestions d'un si grand
nombre de personnes.

Pour les affections gastralgiques, chroniques
ou accidentelles, quelque forme qu'elles pren-
nent et quelles que soient leurs causes, c'est le
plus simple, le plus commode et le plus efficace
des médicaments. C'est celui qui est le plus à
portée de tout le monde, étant toujours prêt à
l'avance et n'exigeant d'autre soin que de
prendre la fiole et d'en verser dans une cuiller,
ou dans un verre d'eau sucrée la quantité qu'on
veut en prendre.

Cette facilité d'être toujours prête et à la portée de la main la rend fort précieuse, et indispensable dans les familles où peuvent survenir tant d'accidents fortuits. Une syncope, un évanouissement, un commencement d'attaque nerveuse, cèdent vite à quelques frictions, à une cuillerée d'eau de mélisse introduite dans la bouche avec précaution, lorsque la convulsion serre les dents. On répète les doses si l'évanouissement ou l'attaque persiste; mais rarement on a besoin d'avoir recours à d'autres soins, à d'autres médicaments.

Les propriétés antispasmodiques sont celles que les médecins emploient le plus souvent, et, dans les attaques nerveuses, elle ne produit jamais aucun de ces accidents qui rendent l'éther si dangereux pour certaines personnes, si désagréable à d'autres. Quelques gouttes, sur un morceau de sucre introduit dans la bouche de l'enfant font cesser presque instantanément les convulsions qui brisent les enfants. Les mères de famille connaissent toutes ce bienfaisant remède qui sauve si souvent les anges aimés qu'on croyait perdus; elles savent quels services elles peuvent lui demander pour la santé de leurs filles, et combien son usage leur est salutaire pour passer cette période si délicate et si terrible où l'enfant devient femme et sent, au milieu de troubles et de sensations inconnus, se régulariser en elle des phénomènes qui désormais domineront sa santé et lui feront, à chaque période nouvelle, mieux apprécier les vertus emménagogues de la mélisse.

Les spasmes nerveux, les palpitations, les oppressions de poitrine, les envies de pleurer sans cause connue, une espèce de pesanteur qui serre la gorge, sont, pour la plupart, de légers phénomènes hystériques compris sous la dénomination de vapeurs, qui dégénèrent facilement en désordres plus graves, mais cèdent vite à l'emploi de l'Eau des Carmes de la place Maubert.

La pauvreté de sang est aussi, chez les jeunes personnes, la source d'une foule de désordres organiques graves et désagréables, qu'on tend à combattre en rendant au liquide sanguin les principes ferrugineux qui lui manquent. L'élixir des Carmes a, dans ce cas, comme tonique et par son action directe sur la circulation sanguine et sur le fluide nerveux, l'influence la plus salutaire sur les bons effets du traitement par les martiaux dont il complète l'œuvre. Ses vertus stomachiques sont des plus salutaires dans toutes ces occasions, où une débilité déplorable et persistante est la suite désolante et plus souvent la cause des phénomènes maladifs qu'on cherche d'abord à combattre, parce qu'ils frappent plus vivement l'imagination quoiqu'ils soient en réalité moins dangereux.

Des faits recueillis par beaucoup de médecins les ont portés à classer l'Eau des Carmes de la place Maubert parmi les dépuratifs.

Il est incontestable qu'elle a sur la composi-

tion du sang l'influence la plus grande et aujourd'hui la plus clairement démontrée par la
découverte de l'action physiologique spéciale
aux esprits aromatiques sur ce fluide. Nous
nous garderons cependant de l'indiquer comme
remède pour certaines maladies qui, comme
toutes, du reste, doivent faire réclamer les soins
éclairés d'un médecin aussitôt qu'on constate
leurs premiers symptômes. Mais nous pouvons
affirmer qu'en pareil cas son action générale
sur l'organisme ne peut qu'aider, de la manière la plus salutaire, l'effet local d'une médi-
cation spéciale.

La peste noire fut la première occasion four-
nie au couvent de la place Maubert de rendre
son remède populaire; depuis, toutes les fois
que le terrible fléau vint fondre sur la France,
l'Eau de mélisse fut toujours employée à le
combattre. Durant la peste de Marseille, la
mélisse fut donnée sous toutes les formes, et
lorsque, de nos jours, le choléra est venu s'a-
battre sur Paris à trois différentes et lugubres
époques, l'Eau des Carmes a été le meilleur
préservatif et la plus efficace des médicamen-
tations employées. Grâce à Dieu, toute maladie
va en s'affaiblissant, et la contagion terrible et
foudroyante au début prend toujours la forme
endémique et finit par disparaître lorsqu'elle a
dévoré assez de vies pour apaiser le souffle de
colère qui l'envoya à l'humanité. Les jours de
deuil et de désolation qui jetèrent, en 1832 et

en 1849, l'effroi dans Paris ne se renouvelleront pas, tout le fait espérer ; ils auront disparu devant les embellissements qui ont chassé l'infection pestilentielle des foyers où elle croupissait et fait large place à l'air, au soleil et même à la verdure, dans les rues de l'immense capitale, assainie par les innombrables fontaines qui entraînent aux égouts les moindres détritus oubliés sur le sol par l'armée des balayeurs. Mais s'ils revenaient, si un de ces cas de choléra sporadique qui se présentent fatalement à certaines époques de l'année, terrassait près de vous une victime quelconque, n'hésitez pas : l'Eau des Carmes, largement administrée à l'intérieur et à l'extérieur, la sauvera de la mort, et vous recevrez les remerciements du docteur, qu'il faut, en ce cas, appeler au plus vite.

Sur ce point, notre expérience est faite, et elle confirme l'opinion de tous les hommes de science.

Depuis quelques années, deux causes de morts terribles, la rage et la piqûre des mouches venimeuses, semblent multiplier leurs ravages. Dans l'un et l'autre cas, la promptitude des secours appliqués est la plus sûre garantie de leur efficacité. La cautérisation au fer rouge est toujours indiquée comme moyen suprême, mais il faut une main habile pour l'appliquer, et, en attendant qu'on la trouve, des lotions d'Eau des Carmes combattront le venin, le décomposeront, empêcheront son absorption, et quelques cuillerées à l'intérieur, agissant sur la masse circulatoire comme désinfectant, produiront les meilleurs effets et donneront le temps de recourir à l'emploi du fer chauffé à blanc, si le médecin le juge nécessaire.

Certes, je ne veux pas faire de l'Eau des Carmes de la place Maubert une panacée universelle. La nature a bien donné à chaque mal son remède ; mais elle a dispersé un peu partout les principes qui guérissent les maladies comme les causes qui les produisent, laissant à l'intelligence humaine le soin de les découvrir. Nul ne possède la liqueur légendaire qui, bue dans le Graal, guérissait les maux de l'âme et du corps ; mais les Carmes avaient su réunir et concentrer, dans le cordial auquel ils ont donné leur nom, les vertus des plantes les plus salutaires, et en composer la liqueur la plus propre à nous aider dans cette lutte constante de la vie contre la mort, qui, au dire des physiologistes, constitue l'existence. Ils avaient été amenés, par les observations et les efforts constants faits pour atteindre le grand but cherché, à la former d'esprits aromatiques des essences les plus puissantes, parce qu'elles sont les plus subtiles ; à en faire un parfum délicieux aussi agréable que salutaire, et dont l'action, toute-puissante sur l'organisme qui élabore la pensée, exerce sur le moral de l'homme, sur son âme, la même influence bienfaisante que sur sa santé.

Aussi, l'Eau des Carmes de la place Maubert n'a-t-elle jamais été considérée comme un médicament proprement dit; c'est le remède le plus populaire, parce qu'il est le plus facile à appliquer, et qu'il produit des effets merveilleux dans une foule d'accidents terribles, comme l'apoplexie, ou aussi commun que les évanouissements, et que ses effets frappent surtout l'imagination par leur instantanéité. Elle a eu, pour la propager, les mères de famille, dont le dévouement prévoit toujours le mal qui peut frapper ceux qui les entourent; et pour la vanter, après avoir douté de la réalité de ses vertus, les hommes sérieux de travail et de science, qui, acceptant le verre aromatisé à l'Eau de mélisse qu'ils ne pouvaient refuser, présenté par la main attentive de la femme aimée, ont senti la fatigue de leur cerveau disparaître comme un de ces légers nuages que semblent boire les premiers rayons d'un soleil levant, et leur esprit redevenir frais, dispos, plus apte et plus vif au travail.

C'est le cordial le meilleur, le plus agréable, qui puisse ranimer les forces de ces organisations délicates chez lesquelles la maladie affecte les formes les plus diverses, les plus variées, pour ainsi dire les plus insaisissables, et qui ne sauraient appliquer un remède spécial à un mal qu'aucun phénomène bien prononcé ne caractérise. Pour moi, en résumant ici des vertus que je n'ose énumérer en entier, crainte d'être taxé d'exagération, je ne me fais que le faible écho des mille témoignages que je recueille tous les jours. Je n'ai d'autre mérite, dans la préparation de l'Élixir des Carmes, que de suivre, avec un dévouement et une fidélité auxquels je dois la fortune de ma maison, les instructions qu'ils ont laissées dans les chartes qui me viennent du couvent de la place Maubert.

« Béni soit Dieu! » disait le frère Joachim, qui, en les écrivant dans sa vieillesse, racontait comment sa vie s'était usée à attiser le feu des alambics et à déguster les esprits les plus forts dans toute leur crudité, tels que la distillation, la macération, et d'autres procédés particuliers les lui fournissaient, avant que le temps, les coupages et les mélanges n'eussent mitigé et adouci leur verdeur. C'est un noble exemple que la vie de ce saint religieux et une noble leçon qu'il nous donne que cette parole si simplement résignée. Il avait accompli obscurément son œuvre; aidé, lui, ignoré sans doute, à la réputation et à l'éclat de son ordre; usé ses forces, sa santé et sa vie pour répandre à flots autour de lui la bienfaisante liqueur qui donnait la santé au pauvre comme au riche, et, lorsque, pour mettre les frères qui lui succéderont dans la tâche que doit accomplir son couvent en garde contre les dangers que font courir ces dégustations, cent fois renouvelées par jour, d'esprits encore âcres et violents, il signale les effets qu'ils ont produits sur lui, il ne trouve qu'un mot pour bénir Dieu. C'est la prière qui termine sa vie, lorsque son âme va trouver la seule récompense qu'ait ambitionnée son dévouement. Aussi, est-ce avec un profond sentiment de respectueuse reconnaissance et de vénération que j'écris ici ces quelques lignes sur l'humble religieux dont je voudrais voir arracher le nom à l'oubli, pour l'inscrire parmi ceux des bienfaiteurs de l'humanité ; car, sans cet écrit, qui fut sans doute le testament du moine et son adieu à la vie, le secret des Carmes eût été perdu ; la véritable formule de leur Élixir toujours ignorée.

Dans un moment de colère, préparée par des siècles d'opprobre et d'oppression, la Révolution, faisant table rase du passé, balaya du sol de la France tout ce qui pouvait lui rappeler un régime détesté et condamné. Un marché populaire s'élève sur l'emplacement du couvent qu'habitèrent pendant de si longs siècles les générations des bons religieux. Si d'autres les oublient, un peu de reconnaissance et d'affection pour leur souvenir nous est bien permise, à nous qui, profitant de leur savoir, de leurs œuvres et de leur réputation, travaillons pour un public qui sait payer au centuple les services qu'on lui rend.

FIN.

TABLE

AVIS

Le public est averti qu'il se débite à Paris, dans les départements et à l'étranger, de l'Eau de Mélisse qui ne possède aucune des qualités de la véritable *Eau des Carmes* du grand Couvent de la place Maubert, et que la *seule* et *véritable* se trouve chez **M. Prosper Dumont**, *seul* propriétaire du manuscrit authentique des Carmes.

DÉPOT GÉNERAL

Boulevard de Sébastopol, 2

PRÈS LA TOUR SAINT-JAQUES.

PARIS.

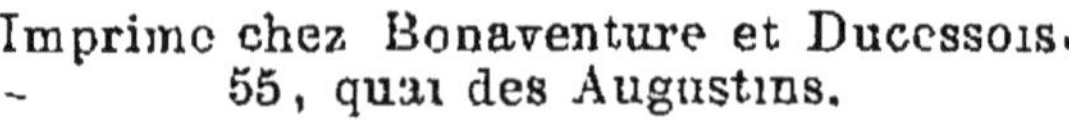

Imprimé chez Bonaventure et Ducessois,
55, quai des Augustins.